Te $\frac{34}{16}$

CHOLERA-MORBUS

ET AUTRES MALADIES.

IN PAUCIS MULTA.

Remèdes indiqués par M. FOUBERT, ex-médecin de l'hôpital civil, militaire, de marine, du Hâvre, et du bureau de Bienfaisance du 11e. arrondissement de Paris :

1°. Pour le *Cholera-morbus*, les Fièvres putrides, malignes, typhoïdes, nerveuses, pestilentielles, et pour tâcher de s'en préserver ;

2°. Pour des Crampes, des Névralgies, le Tic de la figure, des Sciatiques, des Maux de dents nerveux ;

3°. Pour prévenir les Rhumes de cerveau, lorsqu'ils sont fréquens ;

4°. Pour diminuer presque toute l'odeur et le goût des médecines liquides, pour éviter les *rapports*, et pour ne pas les vomir ;

5°. Pour faire disparaître les Constipations, et pour purger sans prendre aucune médecine ;

6°. Pour corriger l'odeur fétide de la bouche, venant de l'estomac ou de dents gâtées ;

7°. Pour des Palpitations nerveuses et la Surdité ;

8°. Pour réchauffer, sans feu, les pieds, les mains, la figure, dans l'espace d'une minute.

PRIX : 1 fr. 50 c.

PARIS,

Chez BECHET, libraire, place de l'École de Médecine ;
Chez DELAUNAY, libraire, au Palais-Royal ;
Et chez l'AUTEUR, rue Guisarde, n°. 11, à Paris.

1831.

CHOLERA MORBUS

ET AUTRES MALADIES.

IN PAUCIS MULTA.

Remèdes indiqués par M. Foubert, ex-médecin de l'hôpital civil, militaire, de marine, du Hâvre, et du bureau de Bienfaisance du 11e. arrondissement de Paris :

1°. Pour le *Cholera morbus*, les Fièvres putrides, malignes, typhoïdes, nerveuses, pestilentielles, et pour tâcher de s'en préserver ;

2°. Pour des Crampes, des Névralgies, le Tic de la figure, des Sciatiques, des Maux de dents nerveux ;

3°. Pour prévenir les Rhumes fréquens de cerveau ;

4°. Pour diminuer presque toute l'odeur et le goût des médecines liquides, pour éviter les *rapports*, et pour ne pas les vomir ;

5°. Pour faire disparaître les Constipations, et pour purger sans prendre aucune médecine ;

6°. Pour corriger l'odeur fétide de la bouche, venant de l'estomac ou de dents gâtées ;

7°. Pour des palpitations nerveuses ;

8°. Pour réchauffer sans feu les pieds, les mains, la figure, dans l'espace d'une minute.

PRIX : 1 fr. 50 c.

S'ad. à Paris, chez Bechet, lib., place de l'École de Médecine ;
Chez Delaunay, libraire, au Palais-Royal ;
Et chez l'Auteur, rue Guisarde, n°. 11, à Paris.

M. Foubert ayant vu, dans le journal des Débats du 5 novembre, que M. Gamba, consul de France à Tiflis, avait écrit au Dr. *Larrey* qu'on avait employé inutilement contre le *Cholera morbus* les saignées, le laudanum, l'éther, le calomélas ; ayant aussi vu dans le journal de Paris, quelques jours après, qu'il était étonnant qu'on n'eût pas conseillé le *chlore* et les chlorures de chaux, s'empressa d'écrire à M. Gamba pour lui communiquer les moyens *nouveaux* qu'il avait employés, et de donner copie de sa lettre à l'ambassadeur de Russie, qui le remercia, et lui dit qu'il allait l'envoyer de suite à son empereur.

REMÈDES.

1°. Prendre le plutôt possible, surtout après un vomissement, d'heure en heure, deux cuillerées d'huile d'olive, ou d'amandes douces, si la première répugne, à laquelle on peut ajouter quelques gouttes de jus de citron ou de vinaigre : si on la vomit, ou si elle vient au rapport, appliquer sur le gosier une éponge ou un linge imbibé d'eau froide vinaigrée, serrer le nez au moyen d'une lunette ou avec les doigts, (ces moyens étant bons après s'être rincé la bouche avec du vinaigre ou de l'eau-de-vie, pour ne pas vomir les médecines les plus dégoûtantes, et pour faire disparaître presque toute leur odeur et leur goût); on frotera en même temps l'épigastre et l'abdomen avec de l'huile d'olive. On y appliquera des flanelles qui en seraient imbibées, et que l'on pourrait recouvrir de taffetas gommé. Si la douleur est vive à l'épigastre ou à l'abdomen, on les frictionnera avec le laudanum liquide ; on y appliquera ensuite des flanelles imbibées d'eau émolliente et calmante. Si le pouls, la langue, les douleurs annoncent une inflammation locale, on y appliquera une ventouse. S'il y a plétore sanguine, saignées, sangsues. Si, au lieu de vomir les excrémens, etc., il y a diarrhée violente, fièvre, ténesme, eau de tamarins, de crème de tartre, petit lait émétisé, bain tiède, demi-lavemens émolliens, calmans.

2°. Dans l'intention de faire refouler la transpiration, on mettra sur l'abdomen d'abord des flanelles imbibées d'eau froide ou de vinaigre, ensuite de la neige ou de la glace. Si le *strictum* est bien diminué, on fera respirer le chlore gazeux seul ou étendu dans de l'eau, en commençant d'abord par cinq gouttes jusqu'à trente, suivant l'effet par inspiration ; on en fera recevoir la vapeur par l'anus ; on fera aussi avaler par cuillerée et recevoir par l'anus du chlorure de chaux bien mitigé.

S'il y a soif ardente, langue sèche, fièvre, on conseillera les boissons acidulées, l'eau sucrée froide, l'eau rougie, l'eau de tamarins, de crème de tartre, le petit lait, les juleps acidulés, camphrés et nitrés ; s'il y a faiblesse, etc., le petit lait avec le vin blanc, l'eau de poulet, le vin, les glaces, le quinquina : si l'haleine surtout est très-fétide, s'il y a signe de grande putridité, malignité, on fera aussi prendre par cuillerée de l'eau à laquelle on aura ajouté deux gros de poudre de charbon de bois par litre d'eau, ou deux onces de charbon concassé en décoction, ou enflammé plongé dans l'eau ; on s'en gargarisera ainsi qu'avec l'eau légèrement chlorurée ; on en fera prendre en demi-lavement que l'on alternerait avec une décoction de quinquina mêlé avec du camphre et du vinaigre.

3°. S'il y a oppression, spasme violent, si le laudanum, la quinine, la digitale et les moyens précédens ne calment pas, on prendra un demi-grain d'extrait de belladona ; on suspendra sur l'épigastre un sachet contenant un petit morceau de camphre, qui a aussi souvent réussi pour faire disparaître des palpitations nerveuses.

On prescrira, pour les parotides engorgées, cataplasme maturatif animé d'onguent supuratif ; lorsqu'il y a du pus, des portions de pierre à cautère, retenues par un emplâtre fénétré de diachilum gommé ; s'il y a apparence de gangrène, scarifier et appliquer des cataplasmes chauds et irritans, onguent styrax, décoction de quinquina camphré ; pour diarrhée considérable, eau de riz avec sirop de groseilles et quelques gouttes d'acide sulfurique, demi-lavement avec opium et amidon, le décoctum album, l'infusion de sumac avec le sirop de vinaigre, de coings ou d'écorces d'orange, le diascordium ; pour les hémorragies excessives du nez, musc, éther sulfurique, tisane de riz avec eau de Rabel, tampons imbibés de noix de galle avec de l'alun, topiques acidulés sur le front, lotion d'eau froide sur la tête ; pour la grande faiblesse, pyrexie nerveuse, désordre dans le cerveau et sueurs collicatives, vésicatoires volants camphrés, vins généreux, éther, camphre, acétate d'ammoniac, topique froid sur la tête, après avoir coupé les cheveux ; pour les ulcères de la bouche, solution d'alun dans l'eau miellée ; pour les aphtes, tisane d'orge avec miel rosat ; pour les dents noires ou couvertes d'une matière muqueuse, gargarisme avec eau de charbon pulvérisé, et quelques gouttes d'acide fort, les frotter avec un linge qui en serait imbibé ; en général, pour l'adynamie, les toniques ; pour l'ataxie, les stimulants et les antispasmodiques.

4°. On purifiera l'air du local avec les vapeurs du vinaigre brûlé, du sucre, des bayes de genièvre, du goudron, de la poudre à canon. On placera, sur du sable chaud, un vase contenant partie égale de nitre et d'acide sulfurique, pour répandre le gaz nitreux. Si l'appartement infecté n'était pas habité avant d'y remettre un malade, on mettrait sur un réchaud allumé; un vase de terre contenant trois onces de sel commun, deux gros d'oxide noir de manganèse, puis on verserait dessus en une seule fois 2 onces d'huile de vitriol ordinaire. On aspergera souvent les murs et le plancher avec de l'eau de chaux; on mettra des branches d'arbres; on fera bouillir dans l'appartement de l'eau vinaigrée; on en remplira des vases; on en laissera toujours un sous le lit où le malade couchera sur des paillettes d'avoine; l'eau vinaigrée froide sous le lit est bien utile pour tâcher de prévenir les plaies du dos et la gangrène du *coccix*, qu'il faut panser de suite avec le quinquina, le styrax, etc. On lavera souvent les pieds, les mains et la figure avec l'eau vinaigrée, tiède, et froide, s'il y a prostration; on changera souvent la chemise et les draps après les avoir exposés à la vapeur du vinaigre et même à celle du gaz nitreux.

5°. Lorsque l'adynamie, etc., aura diminué, l'atonie étant souvent la suite du *strictum*, les cordiaux, les vins spiritueux, amers, les glaces, l'eau rougie, les lavemens d'eau froide ou avec la fumée légère de tabac ou du chlore gazeux, les frictions sèches ou d'eau de Cologne, ou d'eau-de-vie camphrée, de vin chaud ou froid, conviendront en commençant par les moins actifs.

Le malade allant mieux pourra prendre de la gélatine, des crêmes, des potages légers, du chocolat léger à l'eau, du vin, des toniques : si l'estomac digère mal, si le ventre est trop libre, la thériaque, le diascordium, la confectiou d'hyacinte, les confitures de coings, la tisane de simarouba, le café avec le gland de chêne brûlé, le copahu purifié; s'il y a constipation, quinze grains de rhubarbe, en dînant.

6°. S'il y a grande maigreur, acrimonie ou virus quelconque ancien; si l'estomac digère assez bien, on prendra pendant un ou deux mois, pour toute nourriture, le lait avec les farineux; s'il ne passait pas, on préférera celui d'ânesse, pris matin et soir et coupé avec partie égale d'eau de Vichy ou de salsepareille; l'air d'une campagne élevée sera préférable à celui de la ville. L'exercice du cheval, surtout avant le dîner, sera favorable pour achever la convalescence. Il n'est pas besoin de dire que la grande confiance dans les remèdes ajoutera à leur vertu, et qu'il faut brûler les vêtements des malades.

OBSERVATIONS.

M. Foubert, persuadé que le cholera morbus n'est que le symptôme d'une maladie plus ou moins grave, pense qu'il est bien essentiel de faire cesser le resserrement convulsif, le *strictum* des intestins occasionné par un irritant quelconque, attaquant la membrane muqueuse des intestins; que le cholera qui alarme maintenant la Russie est le symptôme le plus terrible d'une espèce de fièvre pestilentielle, produite subitement d'un miasme aérien ou sorti de terre; alors il sera bien facile aux personnes de l'art de penser qu'on peut espérer quelque succès surtout de l'huile, du chlore, du chlorure de chaux, du charbon, du gaz nitreux, sulfureux et du camphre. A la vérité, les cholera, les vomissemens analogues ou très-prolongés qu'il a eu occasion de traiter, qui ont même quelquefois cédé à la potion anti-émétique de *rivière*, composée avec le sel d'absinthe et le suc de limon, n'étaient ni contagieux, ni épidémiques; ils avaient pour cause les boissons froides, les bains de mer pris en sueur, ou après avoir mangé, les coliques de vents ou des peintres, le poison, les drastiques, le purgatif d'un charlatan malheureusement trop connu, la colère, l'ivresse, la métastase d'une humeur, la dyssenterie, l'étranglement d'une hernie, l'habitation dans un local nouveau.

Sa propre expérience l'empêche de partager l'opinion du petit nombre à la vérité des médecins qui n'admettent pas la contagion, qui à son avis se communique par les individus et par les choses. En 1795, après une famine et le régime de Robespierre, le *typhus* se déclara à l'hôpital du Hàvre, et y enleva successivement deux médecins, le chirurgien en chef, le premier élève, plusieurs dames de l'hôpital. L'administration *invita* M. Foubert à prendre *seul* le service que deux médecins alternaient toujours avant lui, tous les six mois; quinze jours après l'avoir commencé, il fut pris de l'épidémie compliquée des symptômes les plus graves, *pourpre*, *antrhax*, qui le mirent aux portes du tombeau. Comme il avait remarqué qu'il périssait beaucoup plus de personnes que l'on saignait, dès qu'il fut pris de frissons avec violent mal de tête, s'attendant dès le lendemain, quoique bien portant auparavant, à n'avoir plus de connaisssance, il recommanda qu'on ne le saignât point. Ce typhus enlevait plus de personnes fortes que de faibles, plus d'hommes que de femmes.

PRÉSERVATIFS.

1°. Bien soigner le physique et le moral, éviter les causes qui pourraient déranger la transpiration, les digestions, les bonnes habitudes, se tenir toujours propre, éviter le sérin, le brouillard et la pluie; suivre en un mot les règles de l'hygiène.

2º. S'abstenir de voir les malades, si on n'est pas obligé de le faire par état, par parenté et par humanité, tâcher de ne pas se livrer à la tristesse, à la peur.

3º. Vivre, comme à l'ordinaire, aromatisant, sucrant, acidulant un peu plus les alimens, suivant le goût, restant un peu sur son appétit, buvant un peu plus de vin qu'à l'ordinaire, s'il n'incommode pas et si l'on n'est pas d'un tempérament très-sanguin ; dans ce cas, surtout si le sang se portait trop à la tête, on sera plus sobre, on évitera les alimens trop farineux, venteux ; le soir en se couchant, et le matin en se levant, on prendra un verre d'eau sucrée froide, on lavera souvent la tête et la figure à l'eau froide : ce moyen est encore très-bon pour prévenir les rhumes de cerveau chez ceux qui y sont sujets et qui portent les cheveux à la *Titus*. On ne prendra aucun remède par *précaution*. — S'il y avait courbature, mal-aise, perte d'appétit, on prendrait de l'eau miellée émétisée, bien utile aussi au commencement de la plupart des maladies catharrales, muqueuses, etc., pour donner une secousse salutaire, et pour évacuer, du canal intestinal qui a de six à sept fois la longueur de l'individu, une partie des excrémens qui ne tarderaient pas à aggraver la maladie.

4º. Avant de sortir, on prendra un ou deux verres de vin tonique ou de liqueurs : on attendra que le déjeûner comme le dîner soit passé ; on évitera de voir les malades immédiatement après avoir mangé, parce qu'alors on ne crache pas, on avale, pour aider à la digestion, la salive qui est le véhicule ordinaire des miasmes contagieux et délétères ; ainsi, près d'eux on crachera souvent, on évitera de respirer leur haleine, on portera des lunettes sur le nez : près d'eux, comme dans les lieux infectés, on aura dans sa bouche, suivant le goût, de l'oignon, de l'ail, du raifort, du piment, du cochléaria, des pastilles aromatiques acidulées, musquées, éthérées, du camphre ; s'il y a odeur à la bouche, dès dents gâtées, on se gargarisera avec de l'eau contenant de la poudre de charbon. On tiendra sous le nez une éponge imbibée de vinaigre (on préférera celui des quatre voleurs) ou de liqueur camphrée.

5º. Dans l'été, on prendra des bains froids et l'hiver des bains tièdes avant de se coucher ; on frictionnera souvent le corps avec une brosse et avec de l'eau vinaigrée ou de l'eau-de-vie camphrée, s'il y avait faiblesse ou relâchement, on fumera du tabac ; si on n'y est pas accoutumé, employer la sauge, le serpolet, la mélisse ; on changera souvent de linge et de vêtemens après avoir exposé les nouveaux à la vapeur du vinaigre ou du gaz nitreux ; en sortant, on se couvrira d'une blouse, redingote ou manteau de taffetas gommé. On ne s'assoiera pas sur le lit des malades.

6°. On évitera surtout le froid des pieds ; si on y est sujet, on portera des chaussons de flanelle que l'on recouvrira d'un autre chausson de soie gommé, s'ils sont habituellement secs. Si d'un moment à l'autre ils deviennent longtemps froids, on les réchauffera dans l'espace d'une minute, en marchant vivement sur le bout du pied, ou en se tenant debout au milieu de la plante du pied sur le barreau d'une chaise. Si on a très-froid aux mains, on les échauffera de même, en se les frottant l'une sur l'autre, ou en les secouant vivement ou en serrant fortement un corps rond, de la glace ou une boule de neige ; si on a froid à la figure, on la frottera avec de la neige ou un linge imbibé d'eau froide.

7°. Il est aussi essentiel d'éviter la grande constipation, venant de chaleur ou de faiblesse d'intestins, en prenant le matin, à jeûn, quelques tasses d'eau de crème de tartre sucrée, d'eau de Sedlitz, ou en dînant, dans la première cuillerée du potage, ou entre deux tranches de pain, ou dans une hostie, de 15 à 24 grains de rhubarbe en poudre. Il est un autre moyen peu connu, que M. Foubert a conseillé pour la constipation et pour purger des dames et des enfans qui ne voulaient prendre aucune médecine liquide : deux à quatre grains d'émétique dissous dans une cuillerée d'eau frictionnée par degré à la partie supérieure interne de l'une ou des deux cuisses, suffisaient pour les purger et faire cesser la constipation chez les hommes : il en résultait quelquefois des rougeurs, des boutons, des démangeaisons ; l'eau de guimauve ou la limonade les faisait disparaître.

Si on est sujet à des crampes douloureuses notamment aux extrémités inférieures, ce qui oblige quelquefois de quitter le lit pour poser les pieds sur le plancher, ce qui peut déranger la transpiration, on mettra la nuit entre les draps, près du lieu affecté, sans le toucher, un fer à cheval neuf ou non ; après l'avoir mis quelques jours, on le fera réchauffer. Un fer aimanté ou une pierre d'aimant préviendrait mieux les crampes. Ce moyen a souvent réussi pour des névralgies, des *tics*, des maux de dents nerveux, des sciatiques, qu'il a aussi guérit avec l'électricité, le moxa, la térébenthine, des bains de mer, des bains sulfureux, des demi-bains d'eau froide, même en hiver.

Tels sont les moyens que M. Foubert s'est fait un devoir de communiquer pour la guérison du cholera morbus, de plusieurs autres maladies, et pour tâcher de s'en préserver ; il n'a pas besoin de dire que les moyens qu'il conseille, et qu'il a été à même d'employer depuis 50 ans, en qualité de médecin fonctionnaire public dans des hôpitaux, des prisons et des bureaux de bienfaisance, sont en partie connus, et ne peuvent pas toujours avoir un succès certain ; qu'on doit d'ailleurs s'en rapporter aux médecins des malades qui savent comme lui qu'il y a des nuances infinies dans les maladies, qui en font varier le traitement ; qu'il n'y a réellement pas de remèdes spécifiques ; que les maladies aiguës, ayant en général sept périodes, les préludes, le commencement de l'invasion, l'accroissement, le milieu ou le *summum*, le décroissement, la terminaison plus ou moins complète, les suites ou changemens, exigent souvent pour chaque période des remèdes différens : la pratique doit aussi être basée, dans chaque espèce de maladie, sur les localités, les constitutions atmosphérique, médicale, individuelle, les tempéramens, les sexes et les âges.

D'après ces vérités, quelle confiance peut-on donner aux charlatans, aux médecins d'urine, et à ceux qui distribuent des poudres, des pilules, des sirops, des élixirs, etc., et font des secrets de leurs remèdes ! En admettant qu'on puisse les conseiller dans une des périodes de la maladie, conviennent-ils dans les autres ? Ces remèdes n'étant souvent pas vendus par l'inventeur, ni par les pharmaciens, ne peuvent-ils pas être falsifiés, préparés depuis long-temps, et avoir des effets contraires à l'annonce ? N'est-il pas étonnant qu'on tolère l'abus inhumain d'en laisser distribuer dans toute la France, les jours de foire et de marché jusque dans les petites bourgades. En convenant qu'il y en a qui ont des vertus réelles, et qui sont légalement autorisés, ne devrait-on pas exiger que la composition fût rendue publique. Alors, si elle était reconnue utile, le gouvernement sans doute récompenserait l'auteur.

M. Foubert n'a hasardé l'impression de cet opuscule que pour annoncer d'une manière bien succincte les remèdes que sa longue pratique l'a mis à même d'employer pour combattre notamment les fièvres contagieuses, etc., tâcher de s'en préserver, et par intérêt pour l'humanité engager les praticiens à faire l'essai de plusieurs de ces moyens encore peu connus, qu'il propose pour les différens maux énoncés dans cet écrit.

Imprimerie de J. S. Cordier fils, rue Thévenot, n°. 8.

M. Foubert *espère que le lecteur verra avec plaisir la recette de quelques autres remèdes singuliers.*

Bartholin raconte que le roi Henri II se préserva de la peste, en portant au cou une coquille d'aveline pleine de vif-argent. Vanhelmont a aussi vanté cet amulette.

Hoffman dit que les anciens se purgeaient en se lavant les pieds dans une décoction d'ellébore, que l'huile de térébenthine appliquée sur le nombril est un très-bon remède contre la rétention d'urine ; — qu'on conseilla à un bénédictin, attaqué de convulsions très-fréquentes qui n'avaient pas cédé à divers remèdes, de porter une pierre d'aimant qui le guérit : à peine en eut-il mis dans la main une bonne et bien armée, grosse comme un œuf de pigeon, que les convulsions cessèrent et ne revinrent pas.

Horstius dit que l'absinthe sous les pieds calme les vomissemens.

Remèdes des Indiens.

Ils ont coutume de jeter une goutte d'huile dans l'urine du malade ; si elle se répand, c'est une preuve qu'il est fort échauffé en dedans ; si elle demeure dans son entier, c'est signe qu'il manque de chaleur.

Leur remède pour guérir le cholera-morbus était d'empêcher le malade de boire, et de lui brûler la plante des pieds.

Pour la migraine, ils prennent par le nez de l'écorce sèche d'une grenade broyée avec quatre grains de poivre. Ils soulagent le mal de tête ordinaire, en flairant un mélange de sel ammoniac, de chaux et d'eau. Ils guérissent les vertiges qui viennent d'un sang froid, en buvant du vin où on a laissé tremper quelques grains d'encens.

Pour la surdité venant d'humeurs froides, ils font distiller quelques gouttes de limon dans l'oreille. Pour étourdir la douleur d'une dent malade, ils mettent dessus une pâte faite avec de la mie de pain et de la graine de *stramonium*.

Pour la colique venteuse et pituiteuse, ils boivent quatre cuillerées d'eau, dans lesquelles on a fait bouillir de l'anis et un peu de gingembre, à diminution de moitié : ils pilent aussi l'oignon crud avec le gingembre, pour l'appliquer froid sur la partie du ventre où ils sentent la douleur. La difficulté d'uriner se guérit, en buvant une cuillerée d'huile d'olive bien mêlée avec autant d'eau.

Pour le cours de ventre, ils font torréfier une cuillerée de cumin blanc et un peu de gingembre concassé, qu'on avale avec du sucre.

Ils guérissent la lienterie, en prenant en se couchant une tête d'ail cuite sous la cendre, et qu'ils gardent dans la bouche pour en sucer le jus.

On guérit souvent la surdité venant du bruit du canon, d'une agitation violente ou d'autres causes, en remplissant la bouche d'air, souflant ensuite avec les narines, les lèvres bien fermées. Alors l'air entre dans la trompe, remplit le tambour et en relève la membrane qui était déplacée, que l'on peut encore fortifier en mâchant, en même tems qu'on soufle, de l'ail, de l'oignon ou du camphre.

On peut aussi se servir d'une espèce de tuyau conique, dont la base doit être introduite dans le conduit externe, et le remplir exactement ; en suçant alors par le bout opposé, on attire la membrane du tympan à sa place naturelle.

Il est bien essentiel pour la surdité de faire attention si l'on est plus sourd dans un tems humide que dans un tems sec. Dans le premier cas, qui confirme le relâchement, les fumigations de plantes aromatiques ont réussi à M. Foubert, ainsi que l'électricité par *pointe*. Lorsqu'on est plus sourd dans les tems secs, ce qui prouve trop de tension, etc. alors il conseillait les fumigations émollientes, qui ont aussi un grand avantage pour ramollir et rendre plus liquide le *cerumen* des oreilles qui, devenant quelquefois très-dur et restant au fond du conduit auditif, occasionne souvent la surdité du côté où le *cerumen* s'est endurci, laquelle disparaissait à la grande satisfaction des personnes qui l'attribuaient à d'autres causes, et qui étaient loin de s'attendre à guérir d'une manière aussi facile. Il n'est pas besoin de dire que, lorsque le tympan est déchiré, il n'y a pas de remèdes.

9 782019 257507